NATURE ET TRAITEMENT

DE LA

DIPHTÉRIE

PAR

FLORIS BOUFFÉ

Docteur en Médecine de la Faculté de Paris,
Membre de la Société de Médecine pratique de Paris,
de la Société Médicale de l'Elysée, de la Société Française d'hygiène,
Membre correspondant de la Société Médicale de Dublin (Russie),
etc., etc.

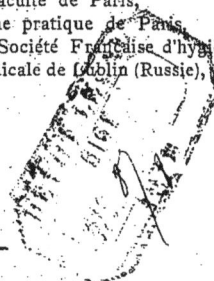

Mémoire communiqué à la Société de Médecine pratique le 2 mai 1889.

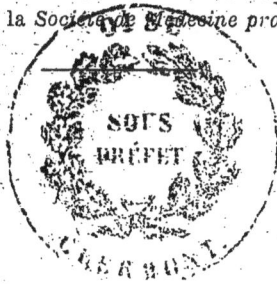

CLERMONT (OISE)

IMPRIMERIE DAIX FRÈRES

PLACE SAINT-ANDRÉ, 3

—

1889

NATURE ET TRAITEMENT

DE LA

DIPHTÉRIE

PAR

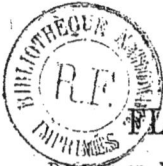

FLORIS BOUFFÉ

Docteur en Médecine de la Faculté de Paris,
Membre de la Société de Médecine pratique de Paris,
de la Société Médicale de l'Elysée, de la Société Française d'hygiène,
Membre correspondant de la Société Médicale de Lublin (Russie),
etc., etc.

Mémoire communiqué à la *Société de Médecine pratique* le 2 mai 1889.

CLERMONT (OISE)

IMPRIMERIE DAIX FRÈRES

PLACE SAINT-ANDRÉ, 3

—

1889

NATURE ET TRAITEMENT

DE LA DIPHTÉRIE

PAR

Le Dr BOUFFÉ.

La diphtérie est une des questions qui passionna le plus le monde scientifique : ainsi m'exprimais-je, il y a 10 ans, au début d'un travail : « Recherches cliniques sur la diphtérie et son traitement en particulier », qui a paru en 1879. Depuis, les publications qui se sont succédé ; les discussions auxquelles cette affection a donné lieu et sa mise à l'ordre du jour, dans un grand nombre de sociétés savantes, prouvent l'intérêt qui se rattache à cette question ; aussi, désiré-je vous présenter quelques réflexions quant à la nature, au mode d'évolution et au traitement de la diphtérie. Enfin, au cours de cette note, je répondrai aux honorables confrères qui ont traité ici cette question et, en particulier, à M. Guelpa qui, dans une étude fort intéressante, s'est rallié à mon opinion quant à la nécessité de soigner, sans trêve, les diphtériques.

Après avoir, avec Bretonneau, considéré la diphtérie comme une inflammation locale d'où le nom de « diphtérie » que lui donna ce dernier, notre génération médicale, sous l'influence du talent de Trousseau, ce grand vulgarisateur dont les travaux ont été repris et complétés par son élève M. le prof. Peter, notre génération médicale, dis-je, a été élevée dans la pensée de la diphtérie « affection générale ». Mais voici que MM. Roux et Yersin, par leur étude du bacille de Klebs, établissent que ce microbe doit faire considérer l'affection qui nous occupe comme primitivement locale et pouvant se généraliser par la sécrétion des microbes et l'absorption par l'économie de ces produits de sécrétion.

La bactériologie venait ainsi mettre d'accord les partisans de l'origine locale et ceux de l'affection générale. Aussi assistons-nous, depuis quelque temps, à des tentatives de thérapeutique ayant pour objet l'indication causale, soit de détruire « in situ », c'est-à-dire sur l'amygdale, dans l'arrière-gorge, partout où se montre la fausse membrane, la colonie microbienne qu'elle contient et recouvre comme d'une sorte de couche protectrice, dans ses mailles profondes.

En agissant ainsi actuellement, nos confrères — que tels emploient la cautérisation au perchlorure de fer, comme l'a préconisé Jodin, en 1859, dans un Mémoire préconisé à l'Académie des Sciences, ou qu'avec Ferini, de Tunis, qui dès 1872, se prononçant pour l'origine parasitaire des fausses membranes, conseillait d'avoir recours aux antiseptiques ; soit qu'avec M. Bouchut on pratique l'amputation de l'amygdale pour enrayer la diphtérite, ou qu'à l'exemple de M. Gaucher on préconise le raclage, — les médecins actuels ne font donc que ce qu'ont fait leurs devanciers et maîtres, — avec cette différence, toutefois, que les uns étaient guidés par leur admirable sens clinique, tandis que les autres procèdent théoriquement.

Si l'on paraît d'accord aujourd'hui sur l'origine de la diphtérie, qu'on désirerait poser comme une équation algébrique : « le bacille de Klebs étant donné, le détruire « in situ » égale guérison, il semblerait que la thérapeutique en dût être de beaucoup simplifiée ; et cependant nous assistons chaque jour à la découverte d'une nouvelle panacée, d'un de ces médicaments qui est appelé à guérir constamment les « diphtéries », car il ne faut pas l'oublier, messieurs, il n'y a pas la diphtérie ; mais bien les diphtéries, — j'entends les formes, contre lesquelles il n'existe pas de spécifique. Je l'ai écrit en 1879 et je le répète aujourd'hui après dix nouvelles années d'études et d'expérience acquise.

La diphtérie présente un complexus symptomatique tel, elle apparaît sous tant de formes : bénigne, de moyenne intensité, grave, toxique, hypertoxique et fruste — forme que j'ai rapportée dans mon travail — que vouloir se cantonner à la diphtérie considérée au point de vue du bacille seul, c'est s'exposer aux mécomptes, aux désastres signalés par nombre d'auteurs, quant à la guérison de la diphtérie ; c'est produire des statistiques tantôt complètement favorables, d'autres fois très peu encourageantes, selon les épidémies, au point qu'après un certain nombre d'années, le praticien, envahi par le scepticisme, considère le malade d'un œil désolé ; mais persuadé en conscience que la médecine ne peut rien pour le diphtérique, il le laisse mourir sans lui infliger l'ennui d'une thérapeutique qu'il considère comme impuissante, et partant, inutile.

Le bacille de Klebs produit la diphtérite et les diphtéries. La diphtérite, très difficile, sinon impossible à diagnostiquer, existe à peine, pourrai-je dire, attendu qu'elle dure depuis le moment de la présence du bacille sur la muqueuse, jusqu'au moment de l'absorption de la sécrétion de ce dernier, par l'organisme, temps essentiellement variable, comme nous le verrons plus loin. La diphtérie est donc locale et générale.

Nous laisserons de côté la diphtérie locale, pour les raisons données ci-dessus, et ne nous occuperons que de la diphtérie générale. C'est pour avoir ainsi considéré l'affection qui nous occupe que nous croyons être arrivé à des résultats qui se sont constamment montrés favorables depuis 14 ans et que je vous exposerai à la fin de ces réflexions.

J'ai parlé des formes de la diphtérie ; j'en appelle ici à ceux de nos confrères qui ont vraiment étudié cette terrible affection, qui ont suivi les diphtériques, qui les ont pratiqués pendant un certain temps, est-il deux diphtéries qui se ressemblent ? J'entends deux cas. Quel est celui de nous qui, appelé au chevet d'un malade, osera affirmer à la famille éplorée que la diphtérie restera *localisée* ?

Savons-nous, dans l'état actuel de la science, la quantité de leucomaïnes sécrétées, nécessaire pour infecter l'organisme ? Savons-nous le moment auquel commencent ces sécrétions virulentes ? Pouvons-nous définir l'étendue, la durée de cette absorption ? — Quelles sont les conditions de résistance particulière de l'organisme ? — Connaît-on le moment précis de l'infection de l'économie ? — Peut-on nettement établir le degré de cette infection ? — Pourquoi enfin cette évolution secondaire si variable sur le système nerveux ?

Toutes ces questions ne sont pas complètement élucidées, et il m'est impossible, vous le comprenez, de les étudier avec vous dans cette note. J'en ferai l'objet d'une autre communication.

La diphtérie est donc locale et générale. Toute diphtérite, c'est-à-dire locale, est bénigne. J'entends par là celle qui n'a pas tendance à la généralisation, celle que les anciens, et M. Bouchut surtout, appelaient angine couenneuse commune et qui guérit à peu près seule.

Il n'en est pas de même des diphtéries. Tout dépend ici des conditions générales de l'absorption, le terrain, le sujet, son âge, sa force de résistance, son état de réceptivité représenté par l'état de ses muqueuses, l'épidémie actuelle, à sa période de début, d'augment, d'état ou de déclin, la constitution du sujet, le milieu dans lequel il vit, ses conditions sociales, le séjour au centre d'un foyer de contagion, les précautions hygiéniques observées, etc.

Toutes ces formes créent les caractères d'intensité, de gravité de la diphtérie, d'où les « diphtéries », aux symptômes cliniques variables — selon le degré de la diphthérie, avec ou sans fièvre, avec ou sans gonflement ganglionnaire cervical plus ou moins prononcé, accompagné ou non d'œdème de la face, avec ou sans le jetage, avec ou sans croup, avec ou sans bronchite diphtérique, et autres complications pulmonaires et cardiaques, pneumonies, embolies miliaires, avec ou sans albuminurie, laquelle peut être légère ou abondante. Je n'énumérerai pas ici toutes les autres complications de la diphtérie, celles qui ont été rapportées plus haut étant les plus fréquentes.

Ces réflexions m'ont semblé nécessaires avant d'arriver au traite-tement. J'ai signalé plus haut la tendance actuelle à l'intervention directe du médecin. Autrefois, on pratiquait la cautérisation : aujourd'hui, on y est revenu et on se livre au raclage qui est suivi d'une cautérisation.

La cautérisation avait été abandonnée pour deux raisons : 1° elle était extrêmement difficile à pratiquer ; très douloureuse pour les malades, insupportable aux parents dans la grande majorité des cas, et le médecin, s'il avait réussi à surprendre une ou deux fois le petit diphtérique, se trouvait, le plus souvent, dans l'impossibilité de recommencer l'opération ; d'autres fois, il ne distinguait plus les fausses membranes des surfaces cautérisées qui formaient des eschares blanchâtres. Tous les médecins qui ont vu beaucoup de diphtériques sont d'accord sur ces questions. Aussi, vous avouerai-je que j'ai été passablement surpris de voir paraître, dans ces derniers temps, des statistiques si élogieuses du traitement de la diphtérie par le raclage. Ce qui m'a le plus frappé encore, c'est l'absence de la plus légère remarque quant aux difficultés que présente une telle opéra-ration, chez des sujets naturellement peu dociles et encore moins disposés par l'état de maladie, à se prêter à la moindre manœuvre.

Je m'étonne donc du crédit accordé à cette méthode qui est déjà rejetée par bon nombre d'auteurs, à l'opinion desquels je me rallie pour les raisons suivantes :

1° Dans la diphtérie, toute muqueuse irritée, excoriée, dénudée de son épithélium, se recouvre promptement de fausses membranes.

2° Comme on est obligé de procéder à tâtons, le plus souvent par surprise, et qu'il est impossible de savoir si l'on n'a pas oublié une surface de l'arrière-gorge, dans la manœuvre rapide à laquelle on doit se livrer, l'opération pratiquée dans de telles conditions est insuffisante et ne présente aucune sécurité. Elle comporte même un danger, c'est d'offrir au bacille qu'on veut combattre, un terrain labouré, c'est-à-dire préparé, où la fausse membrane se reproduit avec une rapidité effrayante.

Et d'ailleurs, en supposant détruite la fausse membrane, la diphtérie est-elle jugulée ? Il est prouvé que les fausses membranes se reproduisent sur les surfaces cautérisées; aussi, mon procédé est-il d'attaquer la fausse membrane sans irriter la gorge du malade par des manœuvres plus ou moins violentes, persuadé que, dans la grande majorité des cas, lorsque le médecin est appelé, la diphtérie est *généralisée* ; il faut donc se garder d'ouvrir de nouvelles voies d'absorption au poison secrété.

Quatre symptômes nous permettent, dans l'état actuel de la science, de nous prononcer sur la généralisation de la diphtérie : 1o l'état des ganglions sous-maxillaires, le jetage, l'examen des urines, et l'étude de la température.

En effet, on doit craindre la généralisation de la diphtérie lorsque les fausses membranes sont accompagnées d'une tuméfaction considérable des ganglions sous-maxillaires de la région cervicale, lorsque l'empâtement du cou présente un œdème dur, douloureux à la palpation.

Le jetage nasal est également un excellent indice de l'infection générale.

Si à ces phénomènes se joignent la présence de l'albumine dans les urines et une haute température, on peut affirmer la généralisation de la diphtérie.

A quoi serviront, dans de telles conditions, le raclage de l'arrière-gorge et la cautérisation ? je le demande à tous ceux qui n'ont pas de parti pris arrêté en faveur de cette méthode. Comment interviendront-ils dans le croup d'emblée ou dans la diphtérie des bronches ? Je pourrais m'étendre encore longuement sur ces questions si pleines d'intérêt ; mais je me bornerai, ne voulant pas abuser de la bienveillance de la Société et j'arrive au traitement. Quelques explications sont encore utiles ici.

Avant d'instituer une médication contre une affection, il paraît rationnel d'en étudier la nature, d'y suivre son évolution dans l'organisme et de noter les divers troubles révélés par les symptômes généraux, afin de pouvoir la combattre avec quelque avantage.

Messieurs, c'est en étudiant ainsi la diphtérie que je m'en suis fait une idée toute différente des auteurs qui l'ont traitée avant moi, et que je l'ai combattue avec un véritable succès, puisque, depuis 14 *ans* bientôt, dans une *série de plus de 56 cas*, j'ai eu le rare bonheur de ne pas perdre un malade.

Je tiens à aller au devant de l'objection qui va m'être faite : série heureuse, dira-t-on ? A cela je répondrai : Peut-on considérer comme entrant dans une série heureuse, un enfant condamné par M. Archambault, à l'Hôpital des Enfants et dont j'ai rapporté l'observation tout au long dans mon travail ? Ce malade a présenté une des diphtéries les plus généralisées que j'ai rencontrées.

Peut-on comprendre dans une série heureuse, un enfant de *onze mois*, avec un *croup d'emblée*, diagnostiqué à l'Hôpital des Enfants, et qu'on a refusé d'opérer, le considérant comme perdu et trop jeune pour résister ?

L'intoxication diphtérique était telle chez cet enfant qu'il présentait de l'anesthésie cutanée.

Que dire d'une épidémie localisée à deux foyers d'infection, dans un espace de trois cents mètres situés entre deux rues, où, sur trois enfants atteints en quatre jours, deux non soignés par ma méthode succombèrent, tandis que la fillette confiée à mes soins *guérit*, non sans toutefois avoir présenté une diphtérie grave, suivie de contagion pour plusieurs membres de la famille ?

Comment enfin, dans une épidémie de quartier dans les deux dernières années, sur 5 enfants habitant 5 rues différentes et confiés aux soins de trois médecins différents et de moi-même, comment interpréter la mort de 3 enfants soignés par les trois confrères auxquels j'ai fait allusion et le succès que j'ai remporté dans les 2 cas, en sauvant mes petits malades ? L'une, âgée de 2 1/2 ans, était très délicate et a présenté le croup d'emblée, puis l'angine diphtérique, avec albumine ; l'autre enfant, âgé de 3 ans, présentait heureusement une constitution robuste ; il était malade depuis 48 heures, lorsque j'ai été mandé auprès de lui.

Sa mère, l'entourage avaient bien remarqué que depuis 2 jours l'enfant était sans entrain ; mais comme lorsqu'on le questionnait, il faisait voir une molaire dont il souffrait, disait-il, on ne le considéra pas comme malade, quoiqu'il eût de la fièvre. Ce n'est que lorsque l'enfant, complètement abattu, refusa toute alimentation et se prit à tousser rauque que je fus mandé.

A ma visite, je trouvais la gorge et l'arrière-gorge tapissées de fausses membranes. Bientôt, le larynx fut pris et l'enfant fut en danger pendant 4 jours.

Si j'ai rapporté sommairement ces quelques observations, c'est afin de démontrer qu'on ne peut ranger de tels cas dans une série heureuse et de prouver, comme je l'ai dit plus haut, que le plus souvent le médecin se trouve en présence d'une diphtérie généralisée. Aussi, ai-je pensé qu'au moment où ce sujet était à l'ordre du jour de toutes les sociétés scientifiques, il pouvait être utile de vous entretenir de ma méthode.

La diphtérie a toujours été caractérisée par nous, même avant la découverte du bacille de Klebs, comme de nature septique et devant entrer dans le cadre des affections générales, le peu de temps qu'elle reste localisée, l'impossibilité de porter le diagnostic « diphtérie locale » et la rapidité de l'infection, nous l'ont fait considérer constamment comme une affection générale.

Sa tendance à envahir les muqueuses aériennes, larynx, bronches, et à se montrer plutôt pendant les saisons froides et surtout humides, nous l'a fait ranger parmi les affections catarrhales.

C'est, en effet, une maladie de l'ordre de ces affections et l'on peut dire qu'elle en est la plus haute expression. Mais ici ce n'est pas une phlegmasie franche qui se traduit par une exagération de la sécrétion. La spécificité de l'affection amène une perturbation dans l'acte sécrétoire qui donne un produit spécial, plastique, la fausse membrane.

Le bacille de Klebs, en pénétrant dans l'organisme, est déposé en un point quelconque des voies aériennes. Il rencontrera une surface muqueuse saine ou dépourvue de son épithélium.

Dans le premier cas, son invasion se heurtera à des conditions de réceptivité telle que l'organisme sera peu ou pas impressionné ; de là, la diphtérie locale, sans retentissement éloigné.

Dans le second cas, au contraire, les circonstances se prêtent merveilleusement à la réceptivité du microbe qui trouve un terrain préparé, une muqueuse dépourvue de son épithélium, d'où fixation plus intime de celui-ci dans la muqueuse et pullulation du bacille dont les sécrétions toxiques exercent leur action nocive sur le système nerveux et sur la composition du sang, d'où la production de la fausse membrane.

Ne faisant pas, dans cette étude, une description magistrale de la diphtérie, nous ne parlerons pas des autres phénomènes généraux dont il a été question plus haut, au paragraphe où sont rappelées les complications de la diphtérie, pour arriver rapidement au phénomène local, considéré avec raison, comme pathognomonique de la diphtérie, je veux dire à la fausse membrane dont voici le mécanisme d'après M. Ch. Robin.

On sait, dit-il (1), que le sang contient de la fibrine concrète et de la fibrine dissoute, lesquelles forment la plasmine du sang à l'état normal; mais que celle-ci se dédouble dans des conditions anormales. Ce dédoublement de la plasmine en fibrine dissoute et en fibrine concrète peut s'accomplir sans rupture des vaisseaux sanguins à la surface de la peau, des muqueuses et des séreuses, dans les états généraux qu'on appelle diphtériques. Il ne faut donc pas dire d'une manière absolue que l'augmentation de la quantité de fibrine soit susceptible de causer un état morbide, puisqu'elle ne préexiste pas à sa coagulation, puisqu'elle n'existe pas comme fibrine dans le sang, mais comme plasmine.

La fausse membrane est donc le résultat de l'absorption, par l'économie, d'un poison qui produit un trouble dans l'acte sécrétoire et entraîne graduellement des modifications des substances coagulables du sang, d'où le dédoublement de la plasmine et l'exsudation de la fibrine, caractérisée par la fausse membrane.

(1) Traité des humeurs, p. 196.

Nous savons, en effet, que l'influence nerveuse consiste à éveiller dans le tissu propre des glandes les propriétés spéciales que ces tissus possèdent. Or, le propre des glandes muqueuses des voies aériennes est de sécréter le mucus qui recouvre ces mêmes voies et de s'opposer ainsi au dessèchement qu'y provoquerait l'entrée de l'air.

Dans la diphtérie, le trouble nerveux amène une perturbation dans l'acte sécrétoire, lequel, en présence de l'empoisonnement du sang, cause la formation de la fausse membrane, laquelle est composée, en majeure partie, de fibrine.

Pour nous donc, la découverte du bacille de Klebs a éclairé d'un jour précis la conception que nous nous étions faite jusqu'ici de la diphtérie ; elle a surtout établi sur des bases sérieuses la physiologie pathologique de la fausse membrane, conséquence et non cause de la diphtérie ; manifestation apparente de l'invasion de l'organisme par la diphtérie ; résultat de l'empoisonnement du sang, qui, sous l'influence du trouble apporté dans les fonctions du système nerveux sur l'acte sécrétoire décrit plus haut, aboutit à l'augmentation des matières coagulables du sang et par le dédoublement de la plasmine, à l'exsudation au travers des vaisseaux sanguins de la fibrine qui caractérise la fausse membrane.

Je prie la Société de m'excuser si j'ai dû, malgré mon désir d'être court, entrer dans ces détails, afin d'expliquer ma théorie.

Je continuerai donc à considérer la diphtérie comme une affection générale, de nature septique, virulente, et devant être classée dans l'ordre des affections catarrhales, dont elle peut être regardée comme la plus haute expression.

En vain, voudrait-on m'opposer l'absence d'un élément catarrhal dans la diphtérie; nous y trouvons, en effet, comme dans toute affection catarrhale, les signes d'une névrose de la sensibilité, une altération du sang, dépendant d'une double cause; des éléments septique et catarrhal; enfin, la fausse membrane, effet de l'infection de l'organisme, et qui remplace ici l'exanthème de l'état catarrhal.

La diphtérie est donc une affection catarrhale, spécifique, infectieuse. Son caractère pathognomonique est de sécréter la fausse membrane, d'envahir l'organisme, d'y pénétrer profondément et de laisser, sur la presque totalité des appareils, des traces de son passage : les paralysies, suites d'angine ou de croup, en sont, malgré la guérison dans un grand nombre de cas, des conséquences éloignées et fatales, preuve irrécusable en faveur de l'affection générale.

Je ne vous ferai pas passer sous les yeux tous les médicaments proposés pour combattre la diphtérie. Cette revue nous entraînerait trop loin. Je vous ferai seulement connaître ma médication. Je pourrais aujourd'hui dire : ma méthode, puisque, depuis 14 ans bientôt, je n'ai éprouvé aucun insuccès, quoique j'aie été appelé à donner mes soins dans des cas souvent considérés comme désespérés et que les malades ont guéri. Je ne veux pourtant pas dire que cela doive arriver toujours. Je vous expose ici les résultats de ma pratique, après avoir longuement donné mes vues sur la question qui nous occupe ; après avoir établi ma conception, en un mot, de la diphtérie, à laquelle je n'ai opposé qu'une médication rationnelle.

Pour bien comprendre notre traitement, tel que nous l'avons institué, il sera nécessaire d'avoir présente à l'esprit, l'idée que nous nous faisons de cette affection. Nous devrons, en effet, y combattre l'élément catarrhal et septique, enrayer la production de la fausse membrane, et nous préoccuper du rôle du système nerveux, surtout dans le croup.

C'est ainsi que le traitement de la diphtérie sera d'abord dirigé contre l'élément catarrhal qui, généralement, apparaît le premier dans le plus grand nombre des cas ; et, comme par la loi de Stokes, l'inflammation de la muqueuse lorsqu'elle a quelque durée, paralyse le plan musculaire sous-jacent, nous avons pensé employer contre la phlegmasie pharyngée, en même temps que des boissons tièdes, émollientes, des substances légèrement acides pour tonifier la muqueuse, et, parmi elles, nous avons choisi de préférence les substances végétales.

Enfin, dans le nombre, le citron nous a paru remplir toutes les indications désirables. Il n'était pas indifférent de faire usage de toutes ses parties constituantes. On sait, en effet, qu'elles n'ont pas les mêmes propriétés médicales. C'est ainsi que, d'après Delioux de Savignac (1), l'huile essentielle et la couche extérieure de l'écorce agissent à la manière des stimulants diffusibles : la couche, intérieure, blanche et spongieuse, est comparable aux toniques amers. Le suc doit son action la plus manifeste à ses principes acides, et particulièrement à l'acide citrique, mais en tenant compte du mucilage, de l'albumine végétale, de la cellulose et des sels qu'il contient, il représente une sorte d'aliment acidulé. L'acide citrique agit, comme la plupart des acides végétaux, comme tempérant et rafraîchissant ; c'est-à-dire qu'il modère le mouvement circulatoire, diminue la production de chaleur animale, excite la diurèse, etc.

L'acide citrique n'est nullement astringent, comme on le dit dans beaucoup d'auteurs ; il ne coagule point l'albumine, il la maintient dissoute, au contraire. Il ne peut condenser les liquides organiques, ni dans les vaisseaux, ni à la surface des plaies. Mais il est irritant et l'irritation qu'il produit sur les tissus peut occasionner un certain effet astrictif. En outre, comme il est détersif, fluidifiant, il peut

(1) Dict Encycl. des Soc. Méd., tome XVIII, 1re part., 2e Série, p. 595.

procurer deux sortes d'avantages sur les plaies et sur celles qui affectent les muqueuses ; si celles-ci, comme cela arrive souvent, sont couvertes d'exsudats membraniformes, il les déterge par son action chimique ; par son action physique, il les tonifie, et des deux manières il concourt à l'acte de la cicatrisation.

Quel plus puissant agent avons-nous à opposer à cette affection ? D'une part, un tonique amer, tempérant et rafraîchissant, agissant sur le système nerveux, modérant le mouvement circulatoire, diminuant la production de chaleur animale et excitant la diurèse. Toutes indications à poursuivre dans la diphtérie.

Il ne peut condenser les liquides organiques ni dans les vaisseaux ni sur les plaies, de là, la possibilité de l'employer largement à l'intérieur, sans crainte de ces intoxications si justement redoutées lorsqu'on fait usage, de même, des antiseptiques. — Enfin, il déterge les plaies, par ses actions chimiques et physiques, et en les détergeant, les tonifie et favorise leur cicatrisation.

Il agit donc *localement*, à la manière des antiseptiques et, par son action sur les systèmes nerveux et circulatoire, il s'oppose à l'empoisonnement diphtérique, remonte l'état général, modère la fièvre et favorise l'élimination de la sécrétion toxique des bacilles.

Cette action si merveilleuse du suc de citron s'exerce en même temps sur la fausse membrane, dont il précipite la chute par son action astrictive. On sait, en effet, que la fausse membrane a une tendance naturelle à s'éliminer. — Aussi, voit-on celle-ci, en présence du jus de citron, se raccornir très rapidement pour se détacher et disparaître définitivement.

Est-ce à l'acide citrique seul qu'est due la bienfaisante action du jus de citron ? L'expérience nous permet de répondre négativement. En effet, on sait qu'il contient, d'après Proust ; acide citrique 1.77 ; principe amer, gomme, et acide malique 0.72 ; eau 97.51.

Connaît-on également l'action de l'*hespéridine*, principe amer qu'y a découvert Lebreton, tandis que Bernays en isolait la *limonine* ?

Ces substances sont-elles étrangères à l'action du citron ? Quelle valeur enfin attribuer aux sels de potasse, de soude, de chaux et de magnésie, à l'oxyde ferrique, aux acides phosphorique et sulfurique, au chlorure de sodium et à la silice qui entrent dans la composition du citron ?

La valeur réelle de chacune de ces substances agissant dans ce cas, non isolément, mais en combinant leurs effets, nous admettrons que le citron opère non par l'acide citrique seulement qu'il contient, mais par l'ensemble de ses éléments constitutifs, qui forment une sorte de médicament naturel combiné par la meilleure des chimies, par la chimie de la nature.

C'est ainsi que, toujours préoccupé dans la diphtérie des fonctions troublées du système nerveux, du catarrhe et de l'élément septique, nous avons pensé satisfaire à la première indication en combattant le catarrhe pour tenter de rétablir la sécrétion muqueuse. Il fallait ensuite faire disparaître les fausses membranes, les fluidifier, plutôt, car nous avions reconnu l'inutilité de leur destruction par la cautérisation, ce moyen ne faisant que surajouter de l'irritation de la douleur à celle qui existe déjà, sans bénéfice aucun pour le malade. — Nous l'avons donc rejetée, et avons ajouté à l'action du citron les sels de soude, la chaux, les alcalins en un mot, qui, pris à l'intérieur, répondent parfaitement à l'indication. Enfin, contre l'élément septique, le phénol sodique de Boboeuf, connu pour ses propriétés désinfectantes, nous a paru indiqué.

C'est ainsi que nous avons été amené à formuler une mixture que l'on trouvera plus bas. Mais d'abord, comme dans tout état catarrhal se rencontre une névrose de la sensibilité, nous avons uni dans une pommade un antispasmodique, le camphre, qui, à lui seul, forme d'après Bouchardat, un type bien tranché parmi ces agents, nous l'avons uni à un baume, le benjoin, connu comme tout balsamique pour ses propriétés anticatarrhales.

Voici donc le traitement de la diphtérie tel qu'il a été institué par nous, depuis 14 ans bientôt, et auquel nous sommes resté fidèle, parce qu'il a constamment répondu à notre attente :

1º Toutes les 2 heures, frictionner largement toute la poitrine, le devant et les côtés du cou, le dos du malade, avec la pommade suivante :

Axonge...................... 75 grammes
Camphre.................... 25 grammes
Teinture de benjoin........... 4 à 8 grammes

M. S. A.

Il sera utile de répéter les frictions exactement comme il est indiqué, surtout lorsque les enfants seront jeunes (1 à 4 ans) et que dominera chez eux l'élément catarrhal. On sait, en effet, combien est susceptible la glotte des enfants ; aussi, en agissant de la sorte, placera-t-on le malade dans les meilleures conditions pour supporter le croup si le larynx était envahi par la diphtérie.

2º Faire prendre, toutes les *demi-heures, nuit et jour, sans s'inquiéter du sommeil*, 1 cuillerée à café (ou à dessert selon l'âge) de la mixture ci-dessous formulée, qu'on aura soin de faire tiédir au bain-marie, au moment de l'administrer.

Jus de citron.................... 300 grammes (1)

(1) Avoir soin d'enlever l'écorce des citrons, avant d'en exprimer le jus.

Ajoutez-y :

Chlorure de sodium............. 10 gr.

Sulfate de soude................. 5 à 10 gr. (Selon l'état des voies intestinales).

Miel .... 15 gr.

Chauffez le tout à une température voisine de l'ébullition pendant 25 minutes environ.

Filtrez et ajoutez :

Saccharate de chaux.......... 2 à 4 grammes

Agitez, laissez refroidir et ajoutez :

Phénol sodique de Boboeuf XX à XXX gouttes, selon l'âge.

F. s. a.

5° Dans l'intervalle, donner au malade des boissons émollientes, eau de graines de lin, de guimauve. Beaucoup de lait.

4° Lorsque les malades seront plus âgés et que la diphtérie présentera des caractères de bénignité, on pourra espacer les doses de mixture à prendre et faire, par exemple, alterner les ingestions de celle-ci avec des gargarismes, c'est-à-dire, par exemple, ne prendre la mixture à l'intérieur qu'une fois toutes les 2 heures et dans l'heure d'alternance qui précédera ou suivra, faire gargariser avec la même mixture.

5° Si les lèvres ou le pourtour des ailes du nez présentent des fausses membranes, les toucher souvent, toutes les 15 à 20 minutes avec un pinceau imbibé de mixture, mais sans exercer de violence.

6° Les malades devront être tenus chaudement, le cou, la poitrine et le dos recouverts d'une épaisse couche de ouate.

7° Soutenir, autant que possible, les forces du malade. Lui faire prendre du lait (tous les diphtériques l'acceptent bien), des potages et des bouillons.

8° Ne point exercer de manœuvres sur les fausses membranes, *s'abstenir des cautérisations ou raclages.*

Les fausses membranes, sous l'influence de cette mixture, se détacheront d'elles-mêmes, très rapidement. On voit d'abord les phénomènes locaux rester stationnaires, puis, les fausses membranes revenir sur elles-mêmes ; et bientôt, leur marche rétrograde s'accentuer ; enfin, elles se ramassent sur elles-mêmes, se fendillent et sont expulsées, par îlots d'abord et finissent par disparaître complètement dans l'espace de 3 à 8 jours environ, laissant à nu une surface muqueuse où la reproduction ne se fait pas.

On pourra permettre des petits morceaux de glace dans la bouche.

9° Enfin, si les fausses membranes, très épaisses, se détachaient difficilement, on pourrait aider à leur expulsion, en administrant un léger vomitif, mais seulement comme adjuvant de la médication.

10° Deux fois par jour, aérer la chambre du malade.

Cette médication est applicable aussi bien dans le croup que dans l'angine diphtérique. Il convient d'examiner ici la question de la trachéotomie, — non au point de vue du manuel opératoire qui est indiqué dans tous les traités, — mais au point de vue du traitement du croup.

Afin de ne pas augmenter ce travail déjà long, je transcrirai ici ce que j'ai déjà écrit il y a 10 ans : « La trachéotomie n'est pas le traitement, par excellence, du croup, comme on a, malheureusement, trop de tendance à le considérer. C'est un puissant adjuvant qui doit intervenir à une période déterminée du croup, qui peut se diviser en deux périodes très distinctes : la première, d'état et d'augment ; la deuxième, de suffocation et d'asphyxie.

La trachéotomie, qui est inutile dans la première période, s'impose dans la seconde. Je répéterai donc aujourd'hui ce que je disais en 1879 (1) : « La trachéotomie n'est pas plus le traitement du croup « que la thoracenthèse n'est le traitement de la pleurésie, dit « M. le prof. Peter (2).

« La trachéotomie n'est qu'un expédient de la plus haute utilité « dans certains cas ; aussi, lorsqu'il aura été nécessaire de recourir « à cette opération, ne devra-t-on point se borner à soigner la plaie « et à recueillir attentivement les complications qui pourraient sur- « venir de ce côté. La diphtérie existe toujours, il ne faut pas l'ou- « blier, et c'est à la combattre que doit être dirigée toute l'attention « du médecin, absolument comme si elle existait dans le pharynx, « l'affection étant pour nous, générale. »

J'ai recommandé plus haut de soigner, *nuit* et *jour, sans trêve,* les petits diphtériques. Je suis heureux d'avoir entendu deux de nos collègues, M. Guelpa en particulier, se rallier à ce conseil que j'ai formulé depuis 1879.

Je ne dirai rien des diverses médications proposées, dont je ne mets pas en doute l'efficacité. Je ferai remarquer seulement l'extrême simplicité de mon traitement, comparé soit au raclage, soit à la cautérisation ou aux irrigations, même aux pulvérisations. M. Delthil a préconisé les fumigations de térébenthine et de goudron, qui peuvent avoir de bons effets, mais cette méthode offre un grand inconvénient, c'est de transformer les malades en charbonniers.

Quoi de plus simple que ma médication: *toutes les 2 heures* prendre une *cuillerée de mixture* et *toutes les 2 heures* une *friction*.

En résumé, médication rationnelle : simplicité du traitement applicable par les moins expérimentés ; rejet de toutes manœuvres

(1) Recherches cliniques sur la diphtérie, Paris 1879, p. 105.
(2) Clin. méd., tome I, p. 671.

violentes; éloignement de la pensée des mères de ces deux spectres: la cautérisation et même, dans certains cas, la trachéotomie, si la diphtérie du larynx est combattue dès le début. Tels sont les résultats obtenus par nous.

RÉSUMÉ

Que l'on considère la diphtérie comme une affection locale ou générale, ma méthode, par les imbibitions fréquentes de la gorge, une cuillerée de la mixture devant être prise toutes les *demi-heures, nuit* et *jour,* devient, *sans la moindre violence*, le traitement *local* le plus énergique qu'on puisse imaginer.

On sait, en effet, d'après M. Roux et Yersin, que le milieu alcalin paraît, au début, le plus convenable au développement du bacille de Klebs. Or, ma mixture est extrêmement acide. De là, une action *directe, locale,* contraire à la pullulation de celui-ci — et secondairement, par absorption, une action *générale chimique,* sur le poison diphtérique, sur les leucomaïnes sécrétées.

Enfin, les propriétés toniques, névrosthéniques et diurétiques de la mixture complétant les « desiderata », au point de vue général, qui sont de faire éliminer les leucomaïnes et de remonter l'organisme, on comprend aisément qu'une médication aussi rationnelle ait pu combattre avec un si rare bonheur et d'une façon si soutenue, les nombreux cas de diphthérie que j'ai signalés plus haut.

Cette pratique, qui m'a constamment réussi, est digne, je le pense, de fixer l'attention : aussi ai-je cru devoir la signaler à mes confrères de la Société de Médecine Pratique de Paris.

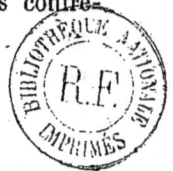

Clermont (Oise). — Imprimerie DAIX Frères.

www.ingramcontent.com/pod-product-compliance
Lightning Source LLC
Chambersburg PA
CBHW050410210326
41520CB00020B/6532